HF317920

ÉTUDE

SUR

L'IMPETIGO CONTAGIEUX

PAR

le Dr Sylvain LÉVY

LICENCIÉ ÈS SCIENCES PHYSIQUES ET CHIMIQUES

NANCY

IMPRIMERIE NANCÉIENNE, 15, RUE DE LA PÉPINIÈRE

1897

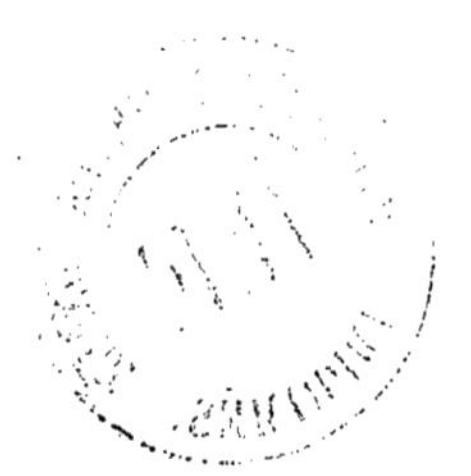

ÉTUDE

SUR

L'IMPETIGO CONTAGIEUX

PAR

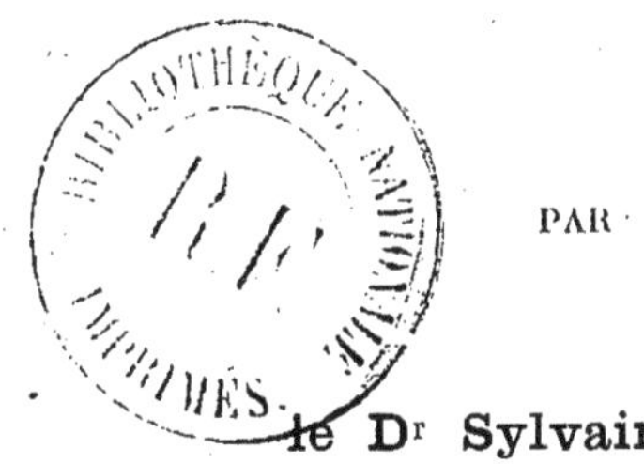

le Dr Sylvain LÉVY

LICENCIÉ ÈS SCIENCES PHYSIQUES ET CHIMIQUES

NANCY

IMPRIMERIE NANCÉIENNE, 15, RUE DE LA PÉPINIÈRE

—

1897

PLAN

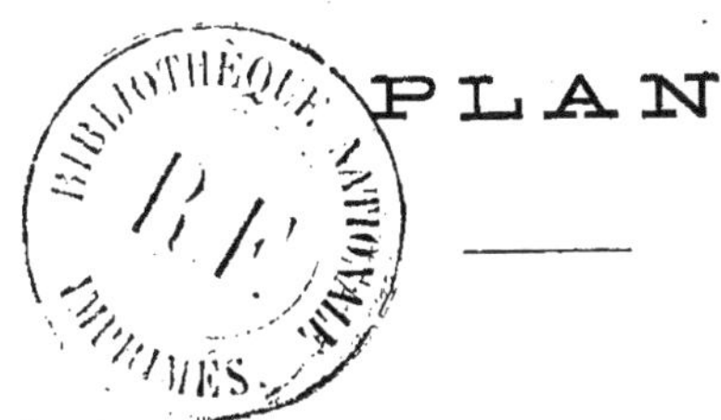

AVANT-PROPOS

Avant d'aborder notre sujet, nous saisissons avec empressement l'occasion qui nous est offerte ici d'adresser tous nos remerciements à nos maîtres de la Faculté de médecine.

Qu'il nous soit permis d'exprimer à notre cher maître, M. le professeur Spillmann, toute notre reconnaissance pour la bienveillance qu'il nous a toujours témoignée au cours de sa clinique. Il nous a fait un bien grand honneur en acceptant la présidence de notre thèse.

Que M. le professeur agrégé Haushalter, notre maître, qui a bien voulu nous diriger dans le choix de notre sujet, reçoive toute l'expression de notre gratitude, pour les conseils éclairés qu'il a bien voulu nous donner et les leçons si instructives faites à ses cliniques.

CHAPITRE I

Définition de l'Impetigo contagieux.

Avec la plupart des auteurs, nous considérons l'impetigo comme une dermatose caractérisée par des pustules superficielles, auxquelles succèdent des croûtes jaunâtres melliformes, dont la chute ne laisse aucune trace.

L'impetigo est une affection bien déterminée cliniquement et nettement distincte de l'eczéma, avec lequel on l'avait confondu pendant longtemps. C'est une maladie microbienne due à l'inoculation intra-épidermique de microbes pyrogènes ; de plus elle est contagieuse, inoculable et auto-inoculable.

L'impetigo peut siéger sur tout le corps, mais son lieu d'élection est la face et le cuir chevelu. Sa fréquence est relativement considérable ; sur 7,500 enfants qui ont fréquenté depuis 3 ans 1/2 la consultation de la clinique infantile, il a été noté 300 fois.

CHAPITRE II

Description clinique générale.

L'éruption impétigineuse se fait en général d'emblée, sans prodromes, mais parfois elle peut être précédée de symptômes généraux, tels que fièvre, embarras gastrique, etc.

La lésion élémentaire débute en un point limité par une rougeur légèrement prurigineuse sur laquelle apparaît une pustule arrondie de dimension variant depuis celle d'un grain de chènevis à celle d'une lentille. La pustule est recouverte par un épithélium très mince et renferme un liquide purulent jaunâtre.

Quelquefois, au lieu d'être primitive, la pustule succède à une vésicule, ce qui d'après certains auteurs même serait la règle.

Quoi qu'il en soit, la pustule grandit, et quand elle a atteint une certaine dimension, on voit apparaître à sa place une croûte jaunâtre, formée par la dessiccation du liquide purulent.

La sécrétion tend à augmenter à la périphérie pendant quelques jours, tandis qu'au centre elle se tarit ; il en résulte que la pustule augmente de volume pendant le même laps de temps et que la croûte centrale s'étend et s'épaissit du même fait. Lorsque la lésion élémentaire est arrivée à son apogée sans avoir été écorchée, on trouve une zone inflammatoire, puis un soulèvement pustuleux annulaire et une croûte un peu déprimée au centre. Si on soulève la croûte, on remarque qu'elle est peu adhérente, qu'elle se détache facilement, et sous elle on trouve une surface exulcérée rouge, laissant suinter un liquide jaunâtre qui se concrète rapidement en une nouvelle croûte.

Au bout de quelque temps, la zone inflammatoire et pustuleuse disparaît, la croûte s'étend jusqu'à la périphérie et augmente en épaisseur, grâce à la sécrétion qui continue à se produire. Bientôt cette sécrétion cesse et la croûte se détache, laissant à nu une plaque rouge qui disparaît peu à peu sans laisser de trace.

La durée de l'évolution d'un élément isolé est très limitée, au bout de trois à quatre jours, la pustule est remplacée par une croûte qui tombe elle-même au bout de cinq à six jours, de sorte que la guérison de l'élément se fait en une dizaine de jours.

Les pustules peuvent être isolées ou groupées en plaques plus ou moins étendues ; elles n'entraînent qu'un très léger prurit.

Description suivant les localisations.

L'impetigo peut siéger sur toute la peau et sur les muqueuses, mais c'est à la *face* qu'il est le plus fréquent ; ainsi dans notre statistique, sur 300 cas nous le relevons 150 fois à la face.

L'impetigo se présente à la face sous forme de placards à contour irrégulier ; à côté de ces placards on peut trouver des éléments isolés à différents âges de l'évolution.

Les ganglions sous-maxillaires et cervicaux sont très souvent tuméfiés. Chez certains sujets, même après la guérison de l'impetigo, la tuméfaction des ganglions persiste et constituera un *locus minoris resistentiæ*. Cette forme d'impetigo facial était considérée par les anciens auteurs comme une variété spéciale, à laquelle ils avaient donné le nom d'*Impetigo larvalis*.

Lorsque l'impetigo occupe le *cuir chevelu*, il se présente sous un aspect particulier. Le pus, en se concrètant, agglutine les cheveux, et les croûtes qui en résultent se fragmentent souvent et forment des grains adhérents aux cheveux. Les ganglions cervicaux sont presque toujours tuméfiés. A cette localisation de l'impetigo, les auteurs avaient donné le nom de *Impetigo granulata*.

Cette forme est souvent accompagnée de phtyriase, qui entraîne un prurit très intense ; et il en résulte des excoriations sur lesquelles viennent s'inoculer les microbes de la suppuration, qui peuvent être le point de départ d'abcès sous-cutanés ou d'autres complications plus sérieuses. C'est la variété la plus fréquente après l'impetigo de la face. Nous l'avons relevée 85 fois dans notre statistique.

Dispersé sur tout le corps, l'impetigo prend le nom d'*Impetigo sparsa*.

Les *muqueuses* ne sont pas plus respectées que la peau.

Chez les enfants impétigineux, la *conjonctivite* est fréquente ; les paupières sont œdématiée set agglutinées le matin. La sécrétion du muco-pus est assez forte et s'amasse aux angles de l'œil. L'injection vasculaire de la conjonctive est assez intense.

La conjonctivite se complique quelquefois de *kératite*. On voit alors apparaître, sur le bord de la cornée d'un enfant atteint de conjonctivite, de petites vésicules blanches, entourées d'un pinceau de vaisseaux qui amènent de la photophobie. Les petites vésicules peuvent disparaître sans laisser de traces, mais le plus souvent, elles donneront naissance à des opacités qui pourront dans l'avenir, suivant leurs sièges et leurs dimensions, compromettre la vue. Sur le bord des paupières, les mêmes pustulettes forme ront des croûtes qui agglutinent les cils. Ces pustulettes peuvent être le point de départ de l'inflammation des glandes sébacées, connue sous le nom d'orgeolet.

L'impetigo peut siéger à l'entrée des fosses nasales. Il se présente alors sous forme de croûtes jaunâtres ; de là il peut gagner la muqueuse nasale et produire ainsi le *coryza*.

Le coryza impétigineux est très tenace et s'accompagne de la formation incessante de croûtes à l'entrée des narines, avec irritation des parties sur lesquelles s'écoule le liquide sécrété en abondance.

Localisé au conduit auditif, l'impétigo provoque un suintement abondant, qui ne se concrète en croûtes qu'à l'orifice.

L'origine de cette otorrhée n'est pas toujours la même et si parfois il faut admettre qu'elle est secondaire et due à l'infection de l'oreille par l'intermédiaire de la trompe d'Eustache, elle est parfois la première manifestation suppurative qu'on puisse apercevoir.

Ces écoulements d'oreille peuvent avoir des conséquences fâcheuses : telles que perforation du tympan avec surdité possible, carie du rocher.

La *stomatite impétigineuse* est relativement fréquente chez les enfants porteurs d'impetigo. Elle a été décrite pour la première fois par Sevestre et Gaston sous le nom de *stomatite diphtéroïde*. Cette stomatite succède en général à l'impetigo de la face et des lèvres : mais quelquefois elle est primitive : c'est ce qui arrive par exemple après la rougeole.

La stomatite diphtéroïde est une affection qui siège de préférence sur la lèvre inférieure, sur les bords et la face dorsale de la langue, plus rarement sur les gencives. La lésion se présente sous forme de plaques saillantes ; ces plaques ont des dimensions variables ; leur coloration est d'un blanc grisâtre, la surface est tantôt lisse, tantôt d'aspect inégal et rétracté. Le contour est généralement ovalaire, policyclique s'il résulte de la confluence de plusieurs plaques voisines ; un liseré rouge peut circonscrire la plaque, mais en général celle-ci semble se continuer avec l'épithélium de la muqueuse buccale.

Ces plaques sont adhérentes au tissu sous-jacent, et si on les détache on trouve une surface rougeâtre et modérément saignante. La mastication est difficile, l'haleine est fétide ; l'engorgement ganglionnaire est habituel.

L'évolution de la stomatite impétigineuse est simple : l'exsudat disparaît progressivement, le fond de l'ulcération se déterge et l'épithélium se régénère. Si le tissu sous-muqueux a été atteint, il peut persister une cicatrice. Les plaques sont constituées par un exsudat fibrino-purulent ou purulent, englobant ou soulevant l'épithélium et aboutissant à la mortification de celui-ci. La durée totale de la maladie est de huit à quinze jours.

La stomatite impétigineuse est relativement fréquente ; nous l'avons observée 20 fois dans le service de notre maître, M. le professeur Haushalter.

Nous allons résumer brièvement quelques observations correspondant à la description que nous avons faite.

G. P..., âgée de 7 mois, entre le 21 novembre 1895 pour des plaques que la malade a dans la bouche et sur les lèvres. A l'examen des parties malades, on constate sur la face interne des lèvres, sur le bord inférieur et la partie dorsale de la langue, sur les gencives, des placards blanchâtres, polycycliques avec auréole rouge, recouvrant une partie de la muqueuse. La température oscille aux environs de 38°, on ne note pas d'engorgement ganglionnaire.

E. L..., âgé de deux ans et demi, entre à l'hôpital le 8 février 1897. Cet enfant a mal à la bouche depuis la veille. A l'examen on relève une adénopathie sous-maxillaire marquée ; sur la face dorsale de la langue, on trouve des plaques blanchâtres ; au niveau des grosses molaires, les gencives sont bourgeonnantes et suppurent ; la température est aux environs de 39°.

En même temps, nous ferons observer que cet enfant est le frère d'une petite fille qui est actuellement au service pour de l'impetigo de la face et de la stomatite impétigineuse.

M. C..., 2 ans, entre à l'hôpital le 15 décembre 1896. Cet enfant va à la crèche depuis plusieurs mois. Depuis 2 jours, l'enfant se plaint d'avoir mal à la bouche. A son entrée , on remarque une plaque d'impetigo sur le menton.

Sur la lèvre, sur les bords et le dos de la langue, on trouve des plaques saillantes d'une coloration blanchâtre ; pas d'engorgement ganglionnaire. Le 23, l'enfant présente un abcès sur la branche horizontale du maxillaire droit.

L. D..., 5 ans, entre le 21 décembre 1896. A son entrée, on constate que les deux lèvres sont tuméfiées, légèrement exulcérées au niveau des commissures, et couvertes dans leur partie externe de grosses croûtes jaunâtres. Les gencives sont boursouflées, l'haleine est fétide et il présente quelques croûtes d'impetigo sur la face.

L'impetigo peut siéger *à la vulve* et provoquer *une vulvite*; notre maître en a observé plusieurs cas dans son service. Comby dit avoir constaté 6 fois la même affection.

A l'examen d'un enfant atteint de vulvite, on trouve la muqueuse de la vulve rouge, tuméfiée, présentant des érosions superficielles. Il existe souvent un écoulement purulent en général peu abondant et se concrétant en croûtes jaunâtres si on ne pratique pas des lotions fréquentes. Les ganglions ne sont pas tuméfiés et le prurit est assez accentué.

Non soignée, cette vulvite peut passer à l'état chronique et donner lieu à des complications sérieuses du côté de l'utérus et des annexes par continuité de tissus.

Mais sous l'influence d'un traitement bien dirigé, tel que lotions antiseptiques, la vulvite impétigineuse guérit en 10 à 12 jours en moyenne.

CHAPITRE III

Etiologie.

L'impetigo est considé actuellement comme une maladie microbienne.

Les premiers auteurs, tels que Kohn, Kaposi, etc., qui cherchèrent à déterminer la nature de l'agent, admirent comme agent spécifique des organismes assez semblables aux champignons du favus.

La question devait entrer dans une nouvelle phase avec Bockhart qui dans 22 cas d'impetigo, trouva constamment les staphylocoques pyogènes. Il montra aussi que ces staphylocoques se trouvent normalement sur la peau, et qu'ils peuvent pénétrer dans son épaisseur par trois voies différentes.

1° Par les orifices des glandes sudoripares ;

2° Par les follicules pileux ;

3° Par l'épiderme, quand celui-ci a été dépouillé de sa couche ornée protectrice.

Les staphylocoques, ayant suivi une voie quelconque, arrivent dans le corps muqueux de Malpighi où ils se développent et provoquent une inflammation violente des papilles du derme.

Ce même auteur montra, qu'en portant à différentes profondeurs les cultures de staphylocoques, on pouvait obtenir de l'impetigo, de l'ecthyma ou des abcès. Cette expérience nous explique pourquoi chez un enfant, surtout si le terrain est prédisposé, nous pouvons trouver à

côté de l'impetigo d'autres lésions plus ou moins simi-
laires, plus ou moins profondes.

Ces recherches furent répétées par d'autres expérimentateurs, et presque tous arrivèrent au même résultat.

Nous-même ayant examiné le pus d'impetigo d'un
certain nombre d'enfants, pris absolument au hasard et
sur les lamelles colorées par la méthode de Gram nous
avons toujours trouvé des amas microbiens rappelant
la forme et le groupement du staphylocoque.

L'impetigo est une affection auto-inoculable et inoculable, par conséquent contagieuse.

La contagion se fait toujours par *contact direct*. La
propagation d'un point à un autre se faisant toujours de
la même façon, par le grattage, montre l'auto-inoculabilité. Les enfants touchant les croûtes ou les points ex-
coriés, grattent, avec ces mêmes doigts, d'autres points
de la peau et s'inoculent les microbes pyogènes.

L'auto-inoculabilité a d'ailleurs été démontrée expérimentalement.

T. Fox un des premiers inocula à la face antérieure de
l'avant-bras d'une femme ayant de l'impetigo le pus
d'une pustule. Il constata au bout de quarante-huit
heures une pustule, dont l'évolution fut celle d'une
pustule d'impetigo.

D'autres expérimentateurs refirent après lui les
mêmes expériences et arrivèrent au même résultat.

La contagiosité de l'impetigo est démontrée par les
épidémies qui règnent dans les crèches, dans les écoles,
dans les familles. Notre maître a constaté récemment
une épidémie de ce genre dans une crèche qu'il fut
obligé de fermer.

Il en résulte que l'impetigo est une maladie fréquente, comme le prouve notre statistique.

Souvent nous avons trouvé plusieurs enfants de la même famille porteurs de la même lésion.

L'impetigo est une maladie beaucoup plus fréquente chez les enfants que chez les adultes : on l'observe surtout de 1 à 10 ans. Sa plus grande fréquence est de 2 à 4 ans où nous le relevons 150 fois : entre 1 et 2 ans, nous le relevons 20 fois, entre 4 ans et 7 ans 90 fois, entre 7 ans et 10 ans 20 fois, au delà de 10 ans, 10 fois seulement.

Cette fréquence reconnaît plusieurs causes : 1° la finesse de la peau, qui, à cet âge, se laisse facilement pénétrer par les microbes. 2° la contagion directe : en effet, les enfants sont souvent réunis dans les écoles, crèches, etc. : il suffit dès lors que l'un deux soit atteint d'impetigo, pour qu'il devienne une source d'infection pour ses camarades, et elle est d'autant plus facile, qu'ils ont une tendance à s'embrasser, à se servir du même mouchoir, des mêmes jouets, à les porter à leur bouche, etc. L'impetigo est beaucoup plus fréquent dans la classe pauvre que dans la classe aisée, parce que la peau, mal nettoyée, porte plus de germes pyogènes et devient le siège de prurit causé par la saleté ; le prurit provoque le grattage et l'inoculation forcée. De plus, les enfants pauvres sont souvent atteints de troubles digestifs qui favorisent les infections. En effet les troubles de la digestion agissnat par la formation et la résorption de toxines dues à des fermentations anormales, mettent l'organisme dans un état de moindre résistance.

Le terrain joue un très grand rôle. Nous avons remarqué que presque tous ces enfants porteurs d'impetigo étaient de tempérament lympathique.

Cette remarque avait déjà été faite par les anciens dermatologistes, qui avaient classé l'impetigo parmi les *scrofulides bénignes ou superficielles,* qu'on opposait aux scrofulides profondes ; celles-ci sont connues de nos jours sous le nom « tuberculose locale ».

Certaines maladies peuvent favoriser l'apparition de l'impetigo : en premières ligne, la rougeole, qui, par sa localisation, favorise le développement de la conjonctivite de la stomatite, du coryza impétigineux. Les troubles digestifs jouent aussi un très grand rôle dans l'étiologie de l'impetigo. Bouchard et Marfan ont insisté très justement sur la susceptibilité des enfants atteints de troubles digestifs pour toutes les infections. Monti et Roger ont démontré expérimentalement que les putridités de l'intestin favorisaisnt le développement des staphylocoques.

Toutes les suppurations aiguë, quelle que soit leur nature, renfermant habituellement des staphylocoques, pourront, par le transport du pus et par le grattage, donner lieu aux accidents qui nous occupent.

Les affections prurigineuses (gale, lichen, urticaire) favorisent l'inoculation des microbes pyogènes et se compliquent quelquefois d'impetigo.

CHAPITRE IV

Des complications de l'impetigo.

Les staphylocoques qui se trouvent dans les pustules, après avoir pénétré dans les lymphatiques de la peau, sont entraînés rapidement par la lymphe vers les ganglions.

Sur leur passage ils déterminent parfois l'inflammation des lymphatiques et des abcès lymphangitiques. Dans les ganglions, ils subissent un premier arrêt et peut-être une atténuation, la phagocytose s'y faisant très énergiquement. Il peut alors arriver que les staphylocoques peu virulents soient détruits et englobés par les cellules lymphatiques, et qu'après un gonflement passager, les ganglions reviennent à leur état normal, ou bien, si les staphylocoques triomphent dans cette lutte, qu'une adénite se développe et suppure.

Enfin, lorsque la barrière ganglionnaire a été forcée, les staphylocoques peuvent être entraînés dans le torrent circulatoire, donner lieu à une infection généralisée dont la manifestation fréquente paraît être la *néphrite*.

Nous reproduisons ici quelques observations de ce genre.

OBSERVATION I

(Due à l'obligeance de M. le professeur agrégé HAUSHALTER.)

Néphrite aiguë, suite d'impetigo.

E. C..., 2 ans 1/2.

Rien dans ses antécédents héréditaires.

L'enfant a été élevé au sein, a eu la variole à l'âge de six mois, a eu un abcès il y a quinze jours et depuis sept à huit jours les paupières et les jambes sont enflées.

Entré à l'hôpital le 22 octobre 1895.

État actuel. — On remarque une bouffissure de la face et des paupières, un œdème mou des membres inférieurs.

Au niveau des commissures labiales du pli mentonnier et de la narine gauche on observe des *croûtes d'impetigo*.

Il existe un suitement un peu fétide des narines.

A droite, au niveau de la région sous-maxillaire, on observe un petit empâtement diffus, de la dimension d'une grosse noix, recouvert par une croûtelle qui est évidemment la trace d'un petit adénophlegmon.

Apyrexie ; pas de diarrhée.

L'appareil respiratoire est normal.

Les urines sont bonnes, renfermant de petits flocons.

Leur quantité est de 100 gr.

La densité est de 1.020.

Elles renferment 1 gr. 20 d'albumine par litre.

Leur coloration est bruno trouble.

La quantité d'albumine diminue de jour en jour ; la quantité d'urine augmente.

5 novembre. L'impetigo de la face a disparu, sauf au niveau de la narine gauche.

L'œdème des membres inférieurs est disparu.

La face devient plus rosée.

La quantité d'urine est de 400 gr.

Densité 1.015.

Albumine 0 gr.

Coloration normale.

7 novembre. La température monte à 39°. Dans la mâchoire à la place de l'ancien abcès, on constate une tuméfaction rougeâtre.

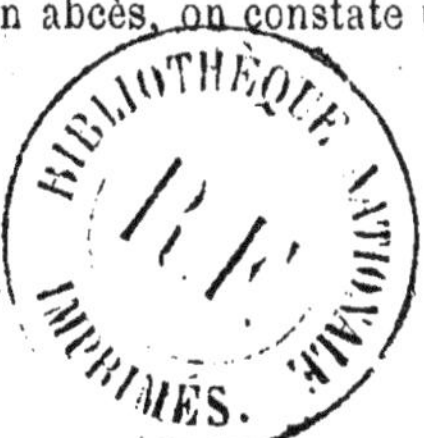

Les urines sont rouge foncé, sanglantes, présentant un dépôt non tassé de deux centimètres.

Leur quantité 150 gr.

Densité 1.010.

Albumine 0,50 centigr. par litre.

Il n'y a pas d'œdème des membres inférieurs.

On se trouve en présence d'une nouvelle poussée de néphrite aiguë.

A partir de là, les urines deviennent de plus en plus claires et la quantité augmente.

15 novembre. L'impetigo est guéri ainsi que le phlegmon.

20 novembre. Les urines sont encore jaunes, un peu troubles, renfermant des traces d'albumine.

13 décembre. Les urines ne renferment plus d'albumine et sont normales.

L'enfant reprend des couleurs et de la gaîté.

Voilà donc un enfant qui a d'abord eu de l'impetigo du pli mentonnier et de la narine gauche. A la suite de son impetigo il a eu un adéno-phlegmon et par l'intermédiaire de cette iuflammation lymphatique une infection généralisée, caractérisée par de l'albumine.

Les observations qui suivent correspondent absolument à l'observation I (1).

OBSERVATION II

(Due à l'obligeance de M. le professeur agrégé HAUSHALTER.)

Néphrite aiguë, suite d'impetigo.

D..., 4 ans, entre à l'hôpital le 24 janvier 1897.

On ne relève rien sur les antécédents héréditaires.

A été élevé au sein. A marché à un an. A eu une bronchite à 3 ans.

---

(1) Pendant que cette thèse était à l'impression, il se présenta au service des enfants quatre enfants, frères et sœurs, porteurs d'impetigo de la face et du cuir chevelu ; deux d'entre eux, âgés de 4 et 5 ans, avaient de l'œdème généralisé et des urines albumineuses ; on ne put attribuer à cette néphrite aucune autre cause que l'impetigo ; ces enfants sont en ce moment en traitement à la clinique des enfants.

Dix jours avant son entrée a eu de l'impetigo du cuir chevelu dont on voit encore les croûtes.

Trois jours avant son entrée à l'hôpital a eu un œdème qui a commencé à la face. Dans l'espace de deux jours l'œdème s'est généralisé.

L'enfant ne s'est pas *refroidi*, on ne le sortait pas à cause des humeurs.

Etat actuel. — A son entrée on constatait un œdème blanc monstrueux des membres inférieurs et supérieurs.

Œdème monstrueux de la face, du cou, des paupières.

On remarque de *l'impetigo du cuir chevelu*, des pustulettes d'impetigo, généralisées à toute la tête, sans qu'il y ait d'ulcérations.

Les ganglions du cou et de la nuque sont développés.

Le petit malade a de la phtyriase à son entrée.

Apyrexie. L'enfant ne tousse pas et ne vomit pas.

Il répond assez facilement aux questions qu'on lui pose.

L'examen de l'urine relève 2 grammes d'albumine par litre et des cylindres.

L'enfant n'a pas uriné dans la journée, mais il a uriné beaucoup la nuit dans son lit.

Le 28 janvier, l'œdème de la face a assez notablement diminué. L'enfant n'a pas déliré.

L'œdème a encore diminué ; l'enfant est un peu moins pâle, la face est un peu colorée. Il a uriné un peu la nuit.

Les urines sont plus claires et renferment moins d'albumine ; 1 gramme par litre.

Il existe un œdème considérable du scrotum et des bourses.

2 février. Les urines sont plus claires et ne renferment plus que des traces d'albumine.

L'œdème des membres persiste toujours.

L'œdème des bourses est un peu diminué.

4 février. Sueurs abondantes, l'œdème est diminué ; à l'auscultation du cœur on entend à la pointe une prolongation du premier bruit avec un léger redoublement.

La température est alors de 38°6.

8 février. Les bruits du cœur redeviennent nets.

Le dépôt urinaire ne contient plus de leucicytes ni de de cylindres.

13 février. L'œdème a disparu, les urines sont claires, plus d'albumine.

L'enfant sort.

OBSERVATION III (FEULARD).

*Pyodermite impétigineuse de la face. — Stomatite consécutive.
— Adéno-phlegmon du cou. — Albuminurie.*

Le 9 février, j'étais demandé pour voir un jeune enfant de 8 ans atteint depuis 15 jours d'une éruption de gourme à la face. La lèvre supérieure et le pourtour de la commissure labiale gauche étaient recouverts de pustules grises et de croûtes jaunâtres à différents degrés d'évolution ; quelques éléments isolés étaient situés sur le dos du nez et jusque sur le milieu du front, d'autres avaient envahi le menton, mais le groupe principal siégeait au-dessous de la narine gauche et sur la région correspondante de la lèvre. En même temps il y avait dans la chevelure fort longue quelques éléments suintants et croûteux. En un mot, il s'agissait d'une de ces pyodermites si fréquentes chez les jeunes enfants et qui sont habituellement rangées sous le nom générique d'impetigo. Dans ce cas cependant, les éléments éruptifs n'avaient pas cette belle couleur jaunâtre mélicérique de l'impetigo typique, mais avaient un aspect grisâtre et les croûtes étaient un peu noirâtres.

Il n'y avait pas de fièvre ; l'état général est bon, malgré que l'enfant ne fût pas sorti depuis une quinzaine de jours ; sur le conseil d'un médecin, on avait fait quelques lavages à l'eau boriquée et appliqué une pommade à l'oxyde de zinc. Ce traitement, très rationnel et très simple, n'avait pas amené de résultats appréciables.

Je fis ouvrir les petites pustules isolées avec une aiguille flambée, laver avec un peu de coton et une solution résorcinée faible et recouvrir de rondelles d'emplâtre rouge de Vidal.

Pour les placards sous-nasaux et labiaux, je fis appliquer une pommade contenant, avec de l'oxyde de zinc, un peu d'acide borique et d'acétate de plomb. La chevelure fut coupée et sur le cuir chevelu je fis appliquer une pommade au baume du Pérou.

Le surlendemain je revoyais ce bébé ; la plupart des pustules isolées étaient guéries, le cuir chevelu était très amélioré, les placards du pourtour de la bouche commençaient à se dessécher.

Deux jours après j'étais redemandé avant le moment où je devais revoir le petit malade par la mère, très inquiète de phénomènes nouveaux.

L'enfant avait pris la fièvre, le thermomètre marquait 39° et en même temps, du côté du cou, au-dessous des oreilles, étaient apparues des grosseurs assez volumineuses et semblant fort douloureuses. En effet, les ganglions latéraux du cou apparaissaient très gonflés ; l'enfant ne pouvait ouvrir la bouche qu'avec difficulté et criait beaucoup. L'éruption allait cependant de mieux en mieux et je ne pouvais m'expliquer ce gonflement ganglionnaire aussi subit, symétrique et même peut-être un peu plus marqué à droite, alors que l'éruption sous-cutanée siégeait surtout à gauche et dans les ganglions qui ne correspondent pas aux lymphatiques de la lèvre supérieure. Examinant alors la face interne des lèvres, je constatai la présence de quatre ou cinq éléments grisâtres diphtéroïdes très nettement limités et de forme ronde. Je pensai qu'il s'agissait d'une propagation de l'éruption de la lèvre et de la commissure à la muqueuse buccale, et quoique je ne pusse examiner convenablement le fond de la bouche, je prescrivis des lavages boriqués à faire quatre fois par jour. La grand'mère qui s'était chargée de les pratiquer, craignant de faire pleurer le bébé, n'en fit qu'un, si bien que le surlendemain la situation, loin de s'améliorer, était la suivante : La fièvre oscillait aux environs de 39°, le gonflement ganglionnaire s'était accru, mais d'un côté seulement ; à droite, c'est-à-dire du côté opposé à l'éruption cutanée, la peau était tendue, souple, et un adéno-phlegmon paraissait menaçant ; l'enfant dormait mal, ne s'alimentait pas, ne rendait qu'une petite quantité d'urine épaisse, boueuse et foncée en couleur ; j'examinai cette urine séance tenante et j'y trouvai une grande quantité d'albumine. Je parvins non sans peine à examiner le fond de la bouche et je trouvai, à la face interne de la joue droite contre l'arcade dentaire, une exulcération allongée recouverte d'une peau grisâtre qui mesurait bien deux centimètres de longueur et correspondait aux petites molaires inférieures. Le côté gauche était indemne. Il n'y avait rien sur le voile du palais.

L'aspect de cette lésion rappelait celui de la stomatite ulcéro-membraneuse. En raison de cet état, le traitement fut exécuté sévèrement et cette fois exécuté.

La bouche fut lavée au moyen d'un irrigateur avec de l'eau boriquée toutes les heures, les ulcérations furent touchées avec un collutoire boraté.

Au bout de quarante-huit heures, la situation s'améliorait ; la fièvre diminuait.

Le thermomètre oscillait entre 37°8 et 38°2. L'enfant acceptait de prendre un peu de Champagne et d'eau d'Evian et un peu de lait ; l'albumine diminue de quantité. Un examen complet montra que, le 28 février, l'urine renfermait encore 28 centigrammes d'albumine par litre en même temps que quelques cylindres hyalins et épithéliaux avec d'assez fréquents leucocytes et cellules épithéliales, dont certaines venant des tubes du rein.

L'éruption de la muqueuse buccale était en voie de régression ; le gonflement ganglionnaire à gauche avait diminué, mais à droite l'adéno-phlegmon se caractérisait et la fluctuation devenait appréciable. En même temps l'enfant avait deux ou trois selles fétides.

A partir de ce moment l'amélioration s'accentua de jour en jour, l'adéno-phlegmon fut ouvert le lendemain, le pus était dans le ganglion et fut peu abondant ; la température redevint à la normale, et cinq jours après la muqueuse buccale était guérie. La peau l'était déjà depuis quelques jours. L'écoulement du pus du ganglion, quoique très minime, dura quelques jours encore et la guérison ne fut complète que le 28 février.

La *gangrène disséminée* de la peau peut venir compliquer l'impetigo. Cette gangrène peut évoluer avec ou sans fièvre. Au moment de son apparition, de jaunes, les croûtes deviennent brunâtres et la peau qui les entoure se gonfle et rougit. La pustule s'affaisse, les lésions s'étendent, et au bout de quatre jours le foyer de gangrène est constitué. Au centre existe une eschare noire ou brune, adhérente ; elle est entourée par un sillon d'élimination grisâtre et étroit. En dehors de celui-ci se voit une zone rouge violacée, livide, se perdant peu à peu dans les tissus sains. Les tissus sur lesquels repose l'eschare possèdent une consistance dure, empâtée, comme figée.

Les jours suivants, le sillon d'élimination s'agrandit et se creuse, l'eschare se rétrécit et se détache du 8e au 15e jour, laissant une ulcération à bords taillés à pic et souvent décollée, à fond grisâtre et sanieux.

Lorsque la gangréne tend vers la guérison, le fond se recouvre de bourgeons charnus ; il se fait une cicatrice persistante qui peut parfois, par son siège et son étendue, gêner le fonctionnement de l'organe. Mais le plus souvent, la gangrène disséminée se termine par la mort.

Nous rapportons quelques observations qui répondent à la description que nous venons de donner. Nous-même nous observons en ce moment à la clinique un enfant convalescent de rougeole qui présente cette forme d'impetigo térébrant, compliqué de petites eschares et d'une gangrène de la lèvre.

OBSERVATION IV (Charmoy).

*Impetigo. — Gangrène cutanée multiple légère. — Guérison.
— Kérato-conjonctivite grave.*

Après avoir été quérir des soins un peu partout, les parents de Fernand B... amenèrent leur enfant à l'hôpital pour y faire soigner une maladie d'yeux dont le début remonte au mois de juillet 1889. Admis le 1er avril 1890.

C'est un enfant peu développé pour son âge et portant les stigmates de la scrofule ; nez aux épaisses ailettes, lèvre supérieure proéminente, engorgements ganglionnaires. Au dire des parents, personne ne se porte mieux qu'eux.

Le petit malade a été élevé au sein, il a marché très tard. Il n'est pas vacciné. L'année dernière, en juillet, il fut affecté d'une conjonctivite, qui depuis est devenue chronique et s'accompagne aujourd'hui de blépharite et d'ectropion de la paupière inférieure.

En février 1896, varicelle, qui précède de quelques jours une poussée interne d'impetigo. Six semaines de traitement amènent une très notable amélioration de l'impetigo et de la maladie d'yeux. A ce moment, l'enfant prend la rougeole (15 mai). Disons de suite que l'éruption fut discrète, peu durable et ne présenta rien de remarquable.

15 mai. — Le tronc, les membres supérieurs, le membre inférieur droit n'ont rien, mais le membre inférieur gauche est semé sur toute sa face externe de croûtes impétigineuses, larges et confluentes au niveau du genou, petites et éparses partout ailleurs. Au niveau de l'articulation, on remarque une douzaine de taches noires, gangréneuses, dont les plus grandes sont irrégulières et de la dimension d'une pièce d'un franc chacune. Autour d'elles, il n'y a ni sillon, ni alvéole, mais un sous-sol érythémateux. Ces ulcérations démangent, leur odeur est fétide.

Au cuir chevelu, la région temporale porte également trois plaques de gangrène, qui ont succédé à des croûtes impétigineuses. La muqueuse oculaire est injectée du côté gauche. Pas d'albumine. Température 37° le matin, 38° le soir.

Traitement. — On laisse couler sur les plaies de la solution phéniquée faible ; pansement à la vaseline salolée ; sur l'œil gauche, compresses trempées dans l'eau boriquée.

17-20 mai. — Les ulcérations antérieures ne se sont pas agrandies ; mais il ne s'en est point formé de nouvelles.

Mais les plus grandes eschares se détachent en masse. Puis, les ulcérations superficielles à contour irrégulier, à fond parsemé de points rouges et baigné d'un pus séreux, ne tardent pas à se déssécher en croûtelles jaunâtres et fendillées.

Au cuir chevelu, les eschares se sont entourées d'un sillon peu profond ; elles ne se détachent que le 23 mai : trois jours après, les autres laissent à vif une perte de substance, taillée à pic, et saignant au moindre attouchement.

L'état de l'œil a empiré ; l'enfant s'enfonce la tête dans l'oreiller, dort sur le ventre, crie, s'agite quand on essaie de le relever. La douleur s'accompagne de photophobie et de larmoiement, les voiles palpébraux sont gonflés, roses et luisants, et lorsqu'on tente de les écarter, la muqueuse conjonctivale fait hernie. L'enfant oppose une résistance telle que nous n'avons pu pratiquer l'examen des yeux.

Le 30 mai, la gangrène est complètement guérie, il reste les cicatrices rosées, superficielles, entourées d'une mince collerette d'épiderme desquamant.

OBSERVATION V (Charmoy).

*Vaccination. — Impetigo. — Rougeole. — Gangrène
disséminée de la peau.*

Hélène B..., 22 mois. Aucun renseignement précis sur les parents. Les antécédents personnels ne sont eux-mêmes que très imparfaitement connus.

L'enfant a été nourrie au sein, n'a jamais été malade, elle semble cependant avoir été élevée dans des conditions hygiéniques déplorables.

Il y a 4 mois, elle a été vaccinée et c'est entre la 2° et la 3° semaine qui suivirent, que le corps de l'enfant se couvrit d'une éruption impétigineuse discrète, mais répandue sur tout le corps.

Depuis 8 jours, l'enfant se plaint davantage, son oreille gauche a coulé. Elle est admise à l'hôpital des Enfants Malades. Le lendemain, on remarque derrière les oreilles des taches qui ne laissent point de doute sur leur nature : la petite malade a la rougeole.

Etat actuel. — Eruption rubéolique, discrète ; sur les joues, un simple piqueté rose, des taches plus nombreuses et plus étendues sur le dos, la poitrine et les membres.

Toux légère. — T. 39°,2.

L'aspect des placards impétigineux attire surtout l'attention. Le dos est parsemé de croûtes de couleur et d'étendue variables, toutes sont circulaires ou légèrement ovales.

Les unes, au nombre de 5 à 6, sont noirâtres, grandes comme une pièce de 2 fr., elles sont des plus larges et occupent la ligne médiane depuis les premières dorsales jusqu'aux premières lombaires. Un étroit liseré rouge vineux les entoure toutes, la peau voisine est enflammée et non surélevée. Les autres, jaunes ou brunes, disséminées dans toute la région, sont d'autant plus petites et revêtent d'autant plus l'apparence mélicérique qu'elles s'éloignent davantage des précédentes.

Au niveau et au milieu de la crête iliaque, ulcération plus grande qu'une pièce de 2 fr , profonde de plus d'un centimètre en son milieu, disposée en nid de pigeon, avec des bords étagés, recouverts de débris noirâtres.

La face est indemne, mais le cuir chevelu est parsemé de petites plaques impétigineuses, non gangrénées. Les ganglions sous-maxillaires et sous-sterno-mastoïdien sont augmentés de volume.

Pas de démangeaisons.

Traitement. — Lavages à l'eau boriquée ; applications de poudre de salol.

3 mai. — T. 37°,8. Pas de diarrhée. L'éruption a presque totalement disparu. Autour des plaques noires, commence à se dessiner un sillon qui les sépare de la peau. Les croûtes gangréneuses n'ont augmenté ni en nombre ni en étendue. Celles qui sont les plus rapprochées ne tardent pas à devenir confluentes.

4 mai. — T. oscille entre 37°,8 et 38°,2. L'élimination commence à se faire, le sillon s'élargit aux dépens de la zone mortifiée ; depuis lors les lèvres se sont recouvertes de croûtelles sanguinolentes, fendillées. L'une d'entre elles, à la lèvre supérieure, paraît surtout épaisse.

7 mai. — T. 38° le matin, 38°,8 le soir. Plusieurs eschares sont restées dans le pansement ; elles laissent à découvert des ulcérations toutes semblables, circulaires, profondes, d'un demi-millimètre à un millimètre et demi, à bords taillés à pic ; sur quelques-unes on reconnaît un commencement de bourgeonnement.

Il n'y a plus de traces de rougeole, mais la malade tousse depuis plusieurs jours, l'auscultation ne révèle que des râles sous-crépitants dans toute la poitrine. Pas de matité à la percussion.

9 mai. — T. 38°,6. Les ulcérations sont restées stationnaires. Depuis hier l'état général a baissé, les paupières sont bouffies, la face d'une pâleur cireuse. Les commissures sont tapissées d'un enduit couenneux adhérent à la muqueuse qui saigne, quand on tâche de l'en détacher.

La lèvre supérieure est tapissée d'une fausse membrane blanchâtre et porte une encoche profonde. La respiration est difficile, la toux a cessé, l'engorgement des ganglions s'est accru, l'enfant présente du jetage, vomit tout le lait qu'on lui donne ; points blancs sur les amygdales. En présence de pareils symptômes, on envoie l'enfant à la diphtérie. Les mêmes accidents persistèrent 2 jours encore : il ne se développa pas d'autres points blancs dans la gorge et les lèvres restèrent dans le même état.

Le 11, l'enfant fut prise de convulsions et mourut dans la journée.

Autopsie. — La face, la poitrine et l'abdomen sont marbrés de taches livides. En arrière, toutes ulcérations gangréneuses sont dépouillées de leurs eschares, leur fond, à fleur de peau, est rouge pourpré et humide.

Pas de liquide dans les plaies. Seul le poumon gauche, à son sommet et en avant, présente une adhérence solide. Au niveau d'une cicatrice qui plisse le parenchyme, une coupe pratiquée montre une traînée jaune, non ramollie de nature tuberculeuse.

Emphysème vésiculaire à la face antérieure des deux poumons ; noyaux de congestion disséminés dans les deux poumons, en arrière surtout.

Les ganglions trachéo-bronchiques sont énormes : l'un d'eux atteint le volume d'un gros marron : le volume des autres varie d'un haricot à une amande. Des tractus conjonctifs unissent le phrénique gauche à l'un de ces ganglions. A la coupe, ces dernières présentent deux zones, l'une périphérique, rouge, congestionnée, l'autre centrale, blanche, tout à fait semblable à la pulpe franche du marron d'Inde.

La muqueuse des premières voies aériennes est ramollie, mais n'offre nulle part la plus mince fausse membrane.

Le foie, augmenté de volume, est parsemé de taches jaunes, le cerveau est ramolli, la pie-mère est injectée.

Par suite du grattage et de la faible résistance du terrain, les staphylocoques qui se trouvent dans les pustules pourront pénétrer à des profondeurs plus ou moins considérables et donner lieu à de l'*ecthyma,* des *abcès multiples,* des *phlegmons,* de l'*ostéomyélite* et de l'*infection généralisée.*

Nous rapportons ici quelques observations d'ostéomyélite et d'infection généralisée.

OBSERVATION VI (Antonio Ayalas Rios)

Ostéomyélite du tibia. — Panaris superficiel. — Gourmes.

Amélie Ba, 3 ans 1/2 entre le 18 décembre 1885.

Ant. héréd. — La mère se porte bien. Le père tousse habituellement et crache du sang. Un enfant est mort à 3 ans de la scarlatine, un autre à 15 mois de la rougeole et du croup. Une autre fille est assez bien portante, mais tousse assez facilement.

Cette enfant n'a jamais été d'une santé bien robuste, elle a eu l'année dernière une bronchite grave ; fréquemment, elle a de la gourme et des glandes au cou.

Le 2 décembre, l'enfant, qui les jours précédents allait bien, marchait et courait, se plaignait de fatigue et de malaise, la mère remarqua qu'elle semblait abattue et ne voulait pas marcher, mais elle n'y fit pas d'abord grande attention, l'enfant étant tombée d'un escalier quelques jours avaut comme cela lui arrivait souvent et cette chute légère, d'ailleurs, n'ayant présenté aucune gravité.

Vers le soir, la petite malade se plaignit de douleur dans la jambe et fut prise de fièvre qui persista les jours suivants. Le surlendemain, l'enfant ne pouvant plus se tenir debout, dut garder le lit. On la porta chez un pharmacien, qui la soigna pour une entorse ; et ce n'est que le 17 décembre, c'est-à-dire le 6° jour des accidents, que la mère l'amena à la consultation de l'hôpital où l'on reconnut l'ostéomyélite.

Dès l'abord, on est frappé de son aspect misérable ; elle est pâle, abattue ; les traits sont tirés et l'état général semble profondément atteint.

Le genou gauche est le siège d'une tuméfaction assez considérable, à laquelle participent les régions avoisinantes de la cuisse et de la jambe.

La peau, au niveau de ce gonflement, est lisse, tendue, œdémateuse, et sillonnée de veines dilatées. Au palper on constate qu'il n'y a pas d'épanchement articulaire du genou. La région est le siège d'un empâtement diffus, mais on n'y trouve pas de fluctuation localisée.

Si l'on explore le squelette par la pression, on constate que le fémur peut être saisi et dressé entre les doigts, sans que l'on provoque des signes de douleur. Du côté de la jambe, l'exploration du péroné, à partir de la malléole, est également bien supportée, jusqu'au niveau de la partie moyenne, c'est-à-dire jusqu'à la région qui présente l'empâtement des parties molles.

Au contraire du côté du tibia, la pression directe sur l'os donne lieu à des manifestations de vive douleur. La souffrance, déjà évidente lorsque l'exploration porte sur l'extrémité inférieure de l'os, augmente progressivement à mesure qu'on se rapproche de la partie supérieure, siège du foyer malade.

A ces caractères, on reconnaît une ostéomyélite développée à la partie supérieure du tibia, et bien qu'on ne puisse constater les signes physiques d'une collection fluctuante, on est conduit, en raison du gonflement et de l'empâtement des parties molles, à admettre l'existence d'un abcès siégeant profondément dans le creux poplité.

En procédant à la recherche d'autres lésions sur le reste du corps, on constate l'existence de croûtes dans les cheveux et d'un petit panaris phlycténulaire, siégeant à la troisième phalange de l'index droit : les croûtes existent depuis un certain temps : quant au panaris la mère ignore à quel moment il s'est développé.

OBSERVATION VII (Antonio Ayalas Rios).

Ostéomyélite du péroné. — Gourmes et furoncles.

H... Emile, âgée de 13 ans, entre 4 juin 1884 à l'hôpital.

Antécédents. — Père et mère bien portants ; 6 autres enfants dont une fille assez faible et les autres en bonne santé. La malade est le quatrième enfant elle est née pendant le siège de Paris. Sans faire de maladie grave, elle a toujours été délicate ; a eu la rougeole et la coqueluche.

D'une façon périodique, elle a des croûtes à la nuque, qui disparaissent assez rapidement. Dernièrement elle a eu une éruption furonculeuse.

Tous les ans elle a des gourmes. Les croûtes siègent derrière la tête, dans les cheveux. A la fin du mois dernier, elle eut des gourmes qui ont duré neuf jours. On lui coupa les cheveux, on lui donna un purgatif. Deux jours après elle n'avait plus rien.

En même temps que ses gourmes, elle eut une éruption furonculeuse. L'éruption a commencé vers le 15 mai et s'est terminée le 25.

Histoire de la maladie. — Depuis un mois la malade est abattue, mal à son aise, sans appétit, somnolence.

Il y a 13 jours elle s'est sentie plus malade, des douleurs vagues ont paru dans le pied ; deux jours après elle tombe dans l'escalier de la hauteur de 4 marches ; contusion au niveau de la malléole externe droite.

Le lendemain elle s'est mise au lit avec un gonflement de la région malléolaire, elle est soignée par un rebouteur qui lui recommande des frictions diverses.

La fièvre apparaît le même jour, délire nocturne, insomnie, perte d'appétit, le mal s'aggrava. Le délire et la fièvre ont continué pendant onze jours. Douleurs s'irradiant dans le membre inférieur droit.

Actuellement. — Le facies est pâle, le teint plombé, gonflement et coloration violacée de la région malléolaire. Peau lisse, circulation veineuse considérable aux alentours de la région. Douleurs à la pression allant en augmentant le long du péroné, depuis son extrémité supérieure, et atteignant son maximum d'intensité à l'extrémité inférieure.

A l'opération, on trouva un décollement au périoste, le long des tendons des péroniers latéraux ; au-dessous l'os dénudé et rugueux présentait un orifice par lequel le pus a dû s'ouvrir une voie, qui a été agrandie par le trépan.

OBSERVATION VIII (Hulot).

Infection aiguë à staphylocoques chez un impétigineux. — Mort
par infection pleuro-pulmonaire et péri-cardiaque.

Le 21 février, on amène, à l'hospice des Enfants assistés, un enfant de 32 mois dans un état de saleté épouvantable. Des croûtes
d'impetigo sont disséminées sur toute la surface du corps et recou-
vrent complètement le cuir chevelu. En soulevant ces croûtes, on
trouve, située au-dessous, toute une nappe de pus jaunâtre, dans
lequel l'examen bactériologique montre le staphylocoque.

A côté de ces croûtes, se voient de nombreux abcès de la grosseur
d'un petit pois, rouges, acuminés. Ces abcès ne donnent cependant
lieu à aucune réaction fébrile.

Cet enfant a un aspect cachectique ; il présente dans les aines et
les aisselles de la polymicroadénopatie.

Rien dans le poumon ni au cœur ; aucune trace de bacillose cutanée.

Les fonctions digestives s'accomplissent normalement.

Bains de sublimé, pansements antiseptiques. Au bout de quelques jours, on voit la température s'élever progressivement.

Sous le pansement, il y a de petites ulcérations desquelles suinte
un liquide louche.

Le 26 février, l'enfant se met à tousser ; il y a un peu de dyspnée.
A l'auscultation on perçoit, disséminées dans les deux poumons, des
bouffées de râles fins, sans souffle ni matité.

Ces râles coincident avec une élévation thermiqué assez marquée.
Cette élévation persiste d'ailleurs d'une façon continue jusqu'à la
fin. La température ne descend guère au-dessous de 38°, sauf pendant deux ou trois jours, et prend dans les derniers jours de la vie
la forme de grandes oscillations. On prescrit le sulfate de quinine,
les bains sinapisés et les bains de sublimé, car les ulcérations impétigineuses ne semblent pas s'améliorer malgré le pansement antisep-
tique dont on les recouvre. Les râles fins persistent dans toute la
poitrine ; aux bases, il existe un peu de matité et une respiration
soufflante très marquée. Peu à peu la dyspnée s'accroît, la toux augmente.

A l'occasion d'une élévation de température, que n'expliquait pas l'état des poumons, on découvre un souffle médio-systolique un peu localisé à la base du cœur et paraissant plutôt appartenir à une péricardite au début qu'à une endocardite. Ce souffle paraît s'atténuer les jours suivants, sans que les battements du cœur diminnent d'intensité. La matité péricordiale n'est guére augmentée. On pense alors à un simple souffle extra-cardiaque, ayant son siège dans la lame pleurale péricardique. Puis l'enfant s'affaiblit et la mort survient le 25 au matin.

L'autopsie, faite quelques heures après la mort, permet de constater les lésions suivantes :

D'abord des abcès multiples disséminés sur toute la surface de la peau, mais ne dépassant pas le volume d'un petit pois, des ulcérations du cuir chevelu ayant détruit la peau jusqu'à l'aponévrose.

En ouvrant le thorax on voit le péricarde distendu par une quantité assez notable de liquide purulent, 150 grammes environ. Sur la surface du cœur, de petites plaques blanches de formation récente.

Le cœur ne présente rien de particulier.

Le poumon gauche présente au niveau de son bord gauche un infractus assez considérable. A la coupe, on voit au centre de cet infractus des noyaux gangréneux remplis par un liquide sanieux, d'odeur infecte.

Dans le reste du poumon on trouve, disséminés, des noyaux de broncho-pneumonie purulente et de l'emphyséme.

Le poumon droit présente les mêmes noyaux de broncho-pneumonie un peu gangréneux.

Le foie est gros, en dégénérescence graisseuse. La rate assez unie, friable. Les reins sont anémiés, surtout dans la portion médullaire.

Rien dans le cerveau.

Le sang, ensemencé immédiatement après la mort, donne des cultures de staphylocoques et d'un autre bacille court, mobile, dégageant une odeur infecte. Les mêmes micro-organismes se retrouvaient dans le pus du péricarde du poumon et de la pulpe splénique.

En résumé, c'est l'histoire d'un enfant qui est mort à la suite d'une *pyohémie médicale*, dont le point de départ fut l'impetigo.

Le diagnostic n'était guère hésitant, grâce à la lésion cutanée ; cependant, malgré cela, on aurait pu songer à une infection tuberculeuse aiguë ; l'autopsie montra que l'enfant avait succombé à une infection généralisée.

L'impetigo du cuir chevelu peut s'ulcérer et donner naissance à une *thrombose des sinus* comme le montre l'observation suivante.

OBSERVATION XIII (Hulot)

Infection aiguë à staphylocoque. — Mort par thrombose des sinus à la suite d'impetigo ulcéré du cuir chevelu.

Le 19 avril, on ramène de la succursale des Enfants assistés une petite fille de deux ans, H. J., atteinte de coqueluche depuis un jour ou deux.

Bien que petite pour son âge, c'est une enfant qui paraît assez vigoureuse.

Elle pèse 11 kilog. 500 grammes.

Elle a de l'impetigo assez étendu sur le cuir chevelu.

Dans les aisselles, les aines, à la nuque on sent au toucher de petits ganglions durs et roulant sous le doigt.

On perçoit à l'auscultation quelques foyers de râles fins, disséminés dans toute l'étendue de la poitrine, surtout en arrière.

Cataplasmes sinapisés matin et soir.

Pansements antiseptiques.

La température se maintient à peu près à la normale.

Cet état dure quelques jours. Les quintes de coqueluche sont assez fréquentes, mais n'amènent pas de vomissements ni d'hémorrhagies d'aucune sorte. En 4 jours l'enfant ne perd que 50 gr. de son poids.

Puis la température tend à monter, après quelques oscillations elle se maintient tout près de 38° malgré l'administration quotidienne de 0,40 centigr. de quinine. Les signes pulmonaires sont les mêmes, il y a peu de diarrhée.

Cette diarrhée peu abondante au début s'accentue, elle devient très liquide et persiste malgré des lavages d'intestins répétés et une potion avec 2 grammes d'acide lactique.

On supprime bientôt la quinine et on la remplace sans grand succès par un gramme d'antipyrine. L'acide lactique est aussi supprimé et l'on donne à la place du benzonaphtol et du salicylate de bismuth.

La peau du crâne, surtout au niveau de la nuque et des régions mastoïdiennes, se couvre de petits abcès. Ces petits abcès s'ouvrent et forment presque immédiatement des ulcérations qui gagnent rapidement en profondeur. On voit au fond l'aponévrose épicrânienne. Quelques-unes même paraissent avoir perforé l'aponévrose et se trouver en rapport direct avec le périoste.

Dans ces abcès et ulcérations, on trouve le staphylocoque.

Les signes pulmonaires sont toujours les mêmes.

La langue n'est pas saburrale, la diarrhée est toujours très abondante et très fétide.

Le 5 et 6, la fièvre tombe. Cette chute coïncide avec l'apparition des vomissements.

Le 7, la température remonte brusquement.

L'enfant est en proie à des convulsions violentes.

Quand nous le voyons, nous trouvons les pupilles dilatées, sans strabisme, ni égalité. Il n'y a pas de raideur de la nuque bien accentuée, la respiration rapide est régulière.

Le pouls est fréquent, ni irrégulier, ni inégal. La raie méningitique n'est pas nette.

La diarrhée et les vomissements persistent. L'aspect général de l'enfant est très mauvais, les lèvres sont pincées, les yeux excavés. Prostration très grande, pas de cris.

Tous ces signes vont en augmentant.

Le pouls est irrégulier.

Les ulcérations du cuir chevelu deviennent gangréneuses.

Un abcès ganglionnaire se forme à la nuque. En même temps les fesses s'ulcèrent, et une eschare apparaît au sacrum.

L'enfant se cachectise de plus en plus et succombe le 17.

L'autopsie est faite le lendemain.

La peau présente au cuir chevelu et aux fesses les lésions ulcéreuses constatées pendant la vie.

L'examen des organes thoraciques ne fait presque rien découvrir d'anormal.

Les poumons emphysémateux sont légèrement congestionnés aux bases.

Le cœur est absolument sain.

L'intestin congestionné présente des plaques de Peyer saillantes.

Le foie gros, marbré, est un peu graisseux.

La rate un peu augmentée de volume est ferme à la coupe et montre quelques travées fibreuses.

Les reins sont un peu anémiés.

En ouvrant la boîte cranienne, il s'échappe une assez grande quantité de liquide ; les veines sont dilatées ainsi que les ventricules.

En examinant avec soin les sinus, on constate qu'il existe une thrombose presque généralisée de ces canaux. Le caillot fibrineux ancien semble avoir eu son point de départ dans le sinus latéral droit ; c'est là qu'il est le plus épais et le plus résistant. De là il se prolonge jusqu'au confluent du sinus longitudinal supérieur, dont il occupe la moitié de la longueur et le sinus droit qu'il remplit complètement. Le sinus longitudinal inférieur et les autres sinus sont libres.

En recherchant l'origine de cette thrombose, nous avons remarqué que le caillot se continuait aussi, à travers la paroi crânienne, dans la veine mastoïdienne.

Il est donc fort probable que c'est le cuir chevelu qui est le point de départ.

Les rabicules veineux se sont enflammés au contact des ulcérations qui siégeaient en cette région, et de proche en proche, la thrombose s'est propagée jusqu'au sinus.

Une parcelle decaillot, a pris aussi antiseptiquement que possible, au milieu du sinus latéral, a donné une culture de staphylococcis.

La stomatite impétigineuse peut se compliquer, par continuité de tissus, de *pharyngite* et de *laryngite*, et, par aspiration des germes pathogènes, de broncho-pneumonie.

La laryngite impétigineuse a été observée plusieurs fois : nous en rapportons quelques observations résumées.

OBSERVATION X

(Due à l'obligeance de M. le professeur agrégé HAUSHALTER)

Broncho-pneumonie. — Stomatite, glossite, pharyngite et laryngite diphtéroïde.

J... C..., âgée de 2 ans, entre à l'hôpital le 18 avril 1897.

Antécédents héréditaires. — Le père a 32 ans, est ouvrier tanneur, la mère 39 ans, ont eu 5 enfants dont deux sont morts de méningite, à 26 mois et à 4 mois.

La petite malade a été élevée au sein jusqu'à dix-huit mois, elle a marché à onze mois.

Il y a un mois l'enfant aurait eu une fluxion de poitrine ; il y a 5 jours la petite malade a eu la rougeole. L'éruption a disparu depuis la veille. Le jour de l'éruption, elle a eu de petits boutons sur le bord des lèvres et de la langue. La respiration est courte, la voix est rauque depuis 3 jours, l'intérieur de la bouche est tout blanc.

Etat actuel. — L'éruption rubéolique a disparu, la peau est brulante, les lèvres sont un peu bleuâtres, à l'examen de l'appareil respiratoire on trouve les signes d'une broncho-pneumonie.

L'examen de la bouche révèle, à la face interne des lèvres, sur la langue, sur la luette, sur le voile du palais, sur les amygdales, des plaques d'un blanc grisâtre, à contour polycyclique. Ces plaques semblent se continuer avec l'épithélium de la muqueuse buccale.

La voix est éraillée, la toux est rauque, la mastication est difficile, l'haleine est fétide.

La température oscille entre 39° et 40°.

Le 20, la température est encore élevée, la cyanose est considérable.

On constate que la bouche est dans le même état, et l'enfant est absolument aphone.

Le 24, l'enfant meurt.

A l'autopsie on constate en examinant le poumon ; les lésions ordinaires de la broncho-pneumonie.

Le cœur est normal, le foie est volumineux, un peu gras. La rate est normale.

Les reins sont augmentés de volume et décolorés.

En ouvrant le larynx on constate que toute la muqueuse de cet organe est le siège de lésions. La muqueuse est rouge, injectée, tuméfiée, recouverte par place de plaques blanchâtres polycycliques, très adhérentes et minces, semblant même se continuer avec l'épithélium de la muqueuse.

OBSERVATION XI

(Due à l'obligeance de M. le professeur HAUSHALTER)

Rougeole. — Broncho-pneumonie. — Stomatite. — Laryngite. Conjonctivite impétigineuse.

M... G..., 20 mois. Entre au service le 13 mai pour une rougeole très confluente. Le dix-neuf mai, on observe une bronchopneumonie.

Le 25 mai, les signes sthétoscopiques de la broncho-pneumonie subsistent, la température oscille entre 38° et 39°, la toux est rauque, la voix devient éraillée et l'enfant est presque aphone.

A chaque commissure labiale, se trouvent des ulcérations, grandes comme une pièce de vingt centimes ; les lèvres sont fendillées.

Le 2 juin la voix est moins éraillée ; aux deux bases des poumons, subsistent encore des râles sous-crépitants humides.

L'examen bactériologique du pus recueilli à la commissure de la bouche donne surtout des staphylocoques.

Au bout de quelques jours l'enfant est guéri de sa stomatite et de sa laryngite impétigineuse.

OBSERVATION XII (Vallet).

Stomatite, laryngite impétigineuse.

M. D..., âgée de deux ans et cinq mois, est amenée le 4 juin 1895 à l'hôpital des enfants. Sa mère raconte que, depuis trois jours, la voix de son enfant est devenue enrouée, en même temps qu'apparaissaient une toux rauque et un léger tirage. Tous ces symptômes sont constatés à l'arrivée de l'enfant à l'hôpital.

L'examen de la gorge et de la bouche de l'enfant permet de constater sur la langue deux petites fausses membranes d'un blanc grisâtre, assez brillantes, de la grandeur d'une grosse lentille et difficiles à détacher. Sur la lèvre supérieure existe une fausse membrane semblable ; sur la lèvre inférieure, à gauche, existe une volumineuse fausse membrane plus épaisse et dont les bords confinent au niveau de la commissure à quelques pustules d'impetigo cutané ; il n'y a pas d'adénopathie ; la température est légère.

En face de ces signes on soupçonne l'existence de la diphtérie et l'on pratique une injection de vingt centimètres cubes de sérum antidiphtérique.

En même temps, ensemencement de tubes à culture avec les parcelles de fausses membranes.

Le lendemain, les fausses membranes ont présenté une teinte plus grise, mais n'ont pas diminué d'étendue ; le tirage tend à disparaître, la toux reste un peu rauque et la voix enrouée.

L'état général est bon. La température oscille aux environs de 37°,7.

Le 6 juin, l'enfant a recouvré la gaieté ; les fausses membranes se détachent un peu sur la langue et sur la lèvre inférieure ; pas de fièvre.

Le 7, l'état de la langue est stationnaire ; la fausse membrane de la lèvre inférieure commence à diminuer ; pas de fièvre.

L'examen bactériologique des cultures donne les staphylocoques dorés.

Le 10, les fausses membranes disparaissent ; l'enfant quitte l'hôpital.

OBSERVATION XIII (Vallet).

Stomatite, laryngite impétigineuse.

M. T..., 27 mois, est amené à la consultation de l'hôpital, le front et le menton recouverts de croûtes impétigineuses. Cet impetigo remonte à douze jours environ et sa marche, très rapide, est toujours envahissante.

Depuis trois jours, l'enfant salive continuellement et refuse toute nourriture, en même temps apparaissent dans la bouche des fausses membranes qu'il est facile de constater.

Le jour de son entrée à l'hôpital, on trouve des plaques grises tapissant presque toute la face interne des lèvres supérieure et inférieure, trois petites fausses membranes sur la pointe et les bords de la langue. L'examen de la bouche amène un saignement abondant de la muqueuse buccale, qui est partout rouge et tuméfiée. Rien dans la gorge.

Quatre jours après l'apparition de la stomatite, la voix perd son timbre normal et devient éraillée ; l'enfant ne tarde pas à devenir presque aphone ; en même temps, toux étouffée. Cet état dure deux jours, puis tous les symptômes laryngés disparaissent brusquement ; en même temps, les fausses membranes se détachent et tombent.

Examen bactériologique : staphylocoque doré.

D'après cette série d'observations, nous pourrons donc dire que la laryngite impétigineuse est caractérisée par de l'enrouement, de l'aphonie et un peu de tirage. En somme, ce sont tous les symptômes qui rappellent le croup.

Cliniquement, on est en droit généralement de conclure qu'une laryngite qui succède à une stomatite de nature franchement impétigineuse est de même nature que cette stomatite ; d'ailleurs, c'est ce que l'examen bactériologique, fait par Rocaz de Bordeaux et Bezy de Toulouse, a démontré. Ces auteurs n'ont trouvé que le staphylocoque.

A l'examen laryngoscopique, Bezy n'a constaté qu'une simple hyperhémie de la muqueuse.

Cette laryngite impétigineuse guérit spontanément, sa durée n'est que de 3 à 4 jours en moyenne.

Impetigo compliquant d'autres lésions.

L'impetigo peut venir se greffer sur un eczéma chronique et constituer l'*eczéma impétigineux*. Le pus de cet eczéma impétigineux est inoculable au même titre que celui de l'impetigo contagieux ; il est même capable de transmettre l'impetigo simple à un autre individu.

Nous venons d'observer un cas de ce genre à la Maison de secours. Un enfant porteur sur le corps d'eczéma simple et d'eczéma impétigineux avait, sur le cuir chevelu de l'impetigo simple. Il est probable que cet enfant avait transporté du pus d'impetigo sur des plaques d'eczéma, et il en était résulté de l'eczéma impétigineux.

L'eczéma impétigineux est une affection franchement chronique et toujours prurigineuse. Cet eczéma impétigineux rappelle l'impetigo par ses localisations, son suintement et ses croûtes melliformes ; mais il en diffère, ainsi que nous le montrerons plus tard.

L'eczéma impétigineux, d'après ce que nous venons de dire, n'est pas une entité morbide, mais un eczéma compliqué.

La gale, étant une affection très prurigineuse, pourra se compliquer d'impetigo et d'ecthyma.

Les syphilides des enfants peuvent se compliquer d'impetigo et donner de la difficulté pour le diagnostic.

Le lupus peut se compliquer d'impetigo et cette forme constitue le lupus impétigineux rupioïde.

CHAPITRE V

Diagnostic.

Dans ce chapitre, nous aurons à faire le diagnostic différentiel de l'impetigo avec toutes les lésions pustuleuses ou croûteuses.

Les pustules de l'*ecthyma* se distinguent en ce que, toujours plus volumineuses que celles de l'impetigo et isolées, elles reposent sur une base indurée et rouge, produisant des croûtes épaisses, très adhérentes, brunes et non jaunes comme celles de l'impetigo. L'ecthyma se localise surtout aux membres, tandis que l'impetigo se rencontre principalement à la face.

Les croûtes de *favus* diffèrent des croûtes impétigineuses du cuir chevelu, par leur aspect sec, plâtreux, leur odeur ; leur développement n'est pas précédé de formation de pustules ; la présence des godets aide au diagnostic.

L'*herpès* ne peut être confondu avec l'impetigo qu'à la fin de son évolution, c'est-à-dire à la période des croûtes, car, au début, l'herpès est représenté par les vésicules, tandis que l'impetigo l'est par des pustules. Les croûtes d'herpès peuvent être jaunâtres, mais l'éruption d'herpès n'est pas suintante, les croûtes tombent rapidement et ne se reproduisent pas.

On ne confondra pas l'impetigo avec la *séborrhée* ; celle-ci est caractérisée par des croûtes lamelleuses, jaunes, verdâtres, molles, tachant le papier de soie d'une tache grasse ; au-dessous des croûtes, la peau est habituellement normale. Dans l'impetigo, la lésion élémentaire permet de faire de suite le diagnostic différentiel.

L'*eczéma séborrhéique* est complètement distinct de l'impetigo. Nous dirons tout d'abord que les enfants porteurs d'eczéma séborrhéique sont généralement gras et florissants ; ce sont en général des enfants suralimentés. L'eczéma séborrhéique, n'étant que de l'eczéma compliquant la séborrhée, sera représenté par des croûtes verdâtres, au-dessous et au pourtour desquelles la peau est rouge et infiltrée. L'eczéma séborrhéique, dénommé par beaucoup d'auteurs *croûtes de lait*, débute presque toujours par le cuir chevelu, et n'est ni contagieux, ni inoculable, comme l'impetigo.

L'*eczéma sec* se présente sous forme de placards assez petits, au niveau desquels la surface, portant des traces d'éléments vésiculeux, est recouverte de petites squames et de croûtes grisâtres, beaucoup moins épaisses que dans l'impetigo. La peau, dans l'eczéma sec, est indurée ; l'eczéma sec n'est pas inoculable.

L'*eczéma impétigineux* se rapproche beaucoup de l'impetigo. Il se présente sous forme de vastes placards, tandis que l'impetigo constitue rarement des plaques aussi étendues. L'impetigo est une affection aiguë ; chaque élément éruptif n'a qu'une durée limitée, et si la maladie peut durer presque indéfiniment, c'est par une série de rechutes et réinoculations successives, au cours desquelles l'éruption peut changer de place. Au contraire, les placards d'eczéma impétigineux durent des mois dans le même endroit, c'est une affection chronique.

L'eczéma impétigineux est très prurigineux, très rebelle au traitement, mais, sous l'influence d'un traitement approprié, la suppuration devient moins abondante, les croûtes peuvent disparaître et on est en présence d'un eczéma simple ; on trouvera quelquefois les placards d'eczéma simple sur le reste du corps.

La *perlèche*, décrite par les auteurs, ne diffère absolument en rien de l'impetigo des commissures labiales. En effet, d'après la définition donnée par les auteurs, la perlèche est caractérisée par une surface opaline plissée, épaissie, donnant l'aspect d'une surface épithéliale macérée ou altérée par la cautérisation. L'étiologie est absolument celle de l'impetigo. Comme cette dernière affection, la perlèche est contagieuse, fréquente chez les enfants qui vont à l'école. Elle se transmet par les gobelets ; en somme rien ne différentie la perlèche de l'impetigo.

La *syphilis héréditaire* pourra en général se distinguer de l'impetigo. Les syphilides peuvent se localiser autour de la bouche et des narines et en imposer pour l'impetigo. Mais le petit syphilitique possède souvent un facies vieillot spécial ; sur le front, il porte souvent des papules lichénoïdes et, sur les lèvres, des fissures sanguinolentes. Le petit syphilitique a, comme l'enfant impétigineux, du coryza avec de l'enchifrènement ; mais dans le premier cas cet enchifrènement sera beaucoup plus considérable que dans le second, l'écoulement est purulent, sanguinolent, souvent fétide ; les croûtes, se trouvant au niveau des orifices, pourront être à peu près les mêmes dans les deux cas ; chez le petit syphilitique, on trouvera des syphilides érosives au pourtour de l'anus ou sur les parties génitales. Enfin, quand le diagnostic sera hésitant, on pourra instituer comme pierre de touche le traitement antisyphilitique.

Les *syphilides pustulo-crustacées* (ecthyma rupia syphilitique) n'ont pas le même siège que l'impetigo : les syphilides se localisent surtout au membre. Les pustules syphilitiques suintent peu et produisent des croûtes sèches, adhérentes, épaisses, stratifiées, brunâtres ; après leurs chutes, les croûtes laissent une tache cuivrée cicatricielle.

L'impetigo de la face et du cuir chevelu se complique souvent d'adénopathie. Celle-ci s'explique facilement tant qu'il y a des croûtes, mais lorsque ces dernières sont tombées et que l'adénopathie persiste et que rien ne l'explique, on pourra la confondre avec une adénopathie tuberculeuse ou même une lymphadénie.

Dans l'*adénopathie de l'impetigo*, les ganglions sont petits et n'ont aucune tendance à la suppuration ; les ganglions tuberculeux sont plus volumineux et souvent arrivent à la suppuration. Dans la lymphadénie, les ganglions ne suppurent pas, mais on trouvera une adénopathie généralisée, le foie et la rate seront augmentés de volume, les globules blancs du sang seront plus nombreux ; autant de symptômes qui permettront de faire le diagnostic différentiel.

Le *lupus* se distinguera de l'impetigo par son infiltration cutanée et ses ulcérations ; on outre, on trouvera souvent les éléments jeunes de l'une et l'autre affection qui permettront de faire le diagnostic différentiel. Le lupus, compliqué d'impetigo, se distinguera de l'impetigo simple, par ses croûtes noirâtres stratifiées, de plus ces croûtes reposent sur des plaques rouges et infiltrées,

La *stomatite impétigineuse,* appelée aussi stomatite diphtéroïde, se distinguera de la diphtérie buccale lorsqu'elle succédera à l'impetigo de la face.

Lorsque la stomatite diphtéroïde débute par la bouche, elle se distingue encore facilement de la diphtérie buccale, car celle-ci succède presque toujours à de l'angine.

La *stomatite ulcéro-membraneuse,* caractérisée par des ulcérations profondes à bords irréguliers et décollés, ne sera pas confondu avec la stomatite impétigineuse. L'ulcération s'agrandit par l'élimination progressive de détritus fétides qui tapissent sa cavité. Les parties environnantes des ulcérations sont plus ou moins œdématiées et de plus il y a de la gingivite. Le siège des ulcérations est différent dans la stomatite impétigineuse et dans la stomatite ulcéro-membraneuse. Dans la plupart des cas, les symptômes locaux sont très intenses, la fièvre est forte.

Le *noma* siège en général à la joue et est caractérisé par une plaque violacée ; puis une phlyctène se forme, qui se rompt et laisse à sa place une ulcération grisâtre qui gagne rapidement en surface et en profondeur.

Le *muguet* est formé par des plaques qui ont l'aspect de lait caillé. Ces plaques sont formées par un *semis de grains saillants,* blanchâtres.

Dana ls *stomatite érythémateuse,* on trouve, sur le bord gingival de la langue, des plaques épithéliales opalescentes ; mais ces plaques s'enlèvent facilement.

La *stomatite aphteuse* a un siège de prédilection absolument différent ; elle se localise au vestibule buccal, aux gencives et au plancher de la bouche. Jamais elle ne siège sur le dos de la glanue.

L'aphte est vésiculaire au début ; elle est douloureuse ; son érosion apparaît comme une petite perte de substance cupuliforme à fond jaunâtre, à contour rouge vif, dentelé, entouré par une zone hyperhémique.

Dans les *brûlures du 2ᵉ degré*, on peut constater sur la langue des ulcérations recouvertes d'une peau qui a l'air d'une fausse membrane. Cette fausse membrane est constituée par l'épithélium de la muqueuse soulevée par une collection purulente qui n'est autre que la phlyctène de la brûlure. Cette peau se laisse enlever facilement.

CHAPITRE VI

Pronostic

L'impetigo de la face et du cuir chevelu n'est pas une affection dangereuse, en ce sens qu'elle ne compromet pas les jours du malade ; mais mal soignée et évoluant sur un mauvais terrain, il peut être l'origine d'accidents graves. En outre, c'est un mal repoussant souvent douloureux par les démangeaisons qu'il excite. C'est une maladie à longue échéance ayant une tendance marquée à récidiver. L'impetigo peut qnelquefois guérir en une quinzaine de jours, mais c'est l'exception ; le plus souvent il dure des mois, grâce à des réinoculations successives.

Chez les enfants lymphatiques, il subsiste toujours de l'adénopathie. Ces ganglions, constituant un *locus minoris resistentiæ*, pourront devenir le point de départ de ganglions tuberculeux.

Cet impetigo pourra servir de porte d'entrée au bacille de Koch, qui pourra alors créer sur place des tuberculoses cutanées ou, en suivant les lympatiques, aller infecter les ganglions.

CHAPITRE VII

Traitement et prophylaxie.

L'impetigo évoluant en général sur un terrain lymphatique il faudra instituer un traitement général et un traitement local.

Le traitement général consistera en une bonne alimentation, le grand air, l'administration des iodures (sirop de fer ioduré) de l'huile de foie de morue.

Les bains de mer, nettement indiqués pour l'état général, peuvent avoir une influence mauvaise sur l'état local par l'irritation qu'ils peuvent provoquer.

Les troubles gastro-intestinaux devront être réprimés.

Le traitement local consistera : 1° *à faire tomber les croûtes* et 2° *à empêcher qu'elles ne se reproduisent ce qui est le point essentiel du traitement.*

1° Pour faire tomber les croûtes on peut faire des pulvérisations plus ou moins prolongées avec de l'eau boriquée tiède ; ou bien appliquer des cataplasmes de fécule de pomme de terre, ou de farine de graine de lin déshuilée, faits avec de l'eau boriquée, que l'on change toutes les deux heures en lotionnant chaque fois avec de l'eau de sureau boriquée, ou bien en enveloppant avec des compresses de tarlatane, pliées en huit ou dix doubles, dans de l'eau de son, et recouvertes d'un tissu imperméable quelconque, tel que taffetas gommé, caoutchouc.

2° Panser les lésions produites.

Quand les croûtes ont été détachées, si les surfaces sont suintantes et un peu enflammées, on nettoiera matin et soir avec de la vaseline boriquée, puis avec de l'eau de camomille boriquée. On appliquera ensuite une pommade renfermant 1 gramme d'acide borique porphyrisé avec 3 grammes d'oxyde de zinc pour 16 grammes de vaseline. On poudre par dessus cette pommade avec de la poudre d'amidon peur la faire tenir.

Si les téguments s'irritent, on diminue la dose d'acide borique et on applique de temps en temps des compresses humides de tarlatane.

Si les téguments supportent au contraire ce topique, mais s'ils ne paraissent pas guérir assez vite on double la dose d'acide borique contenue dans la pommade.

Si les pommades boriquées restent inefficaces, nous conseillons de cautériser les plaques impétigineuses avec le crayon au nitrate d'argent, puis on applique de la pommade à l'oxyde de zinc.

On peut employer des pommades au calomel au vingtième, ou de la pommade à l'oxyde jaune d'hydrargyre au trentième ou au quarantième. Dans les cas rebelles on rend les préparations beaucoup plus efficaces en y ajoutant de l'huile de cade.

On peut employer les emplâtres exclusifs, l'emplâtre rouge de Vidal par exemple qu'on peut formuler en pommade.

Cette préparation est réellement efficace. Sur le cuir chevelu l'oxyde de zinc n'est pas employé parce qu'il agglutine les cheveux ; la vaseline boriquée et surtout la pommade à l'oxyde janne donnent d'excellents résultats.

4

Les localisations sur les muqueuses seront traitése par des lavages faiblement antiseptiques et des applications de pommades appropriées. Les plaques de stomatite guérissent très vite avec de légères cautérisations au nitrate d'argent. Les conjonctivites s'améliorent rapidement avec des lavages boriqués et un collyre au nitrate d'argent.

Quand l'infection s'est généralisée il faut instituer le traitement de la localisation présente et s'efforcer de soutenir par tous les moyens possibles l'organisme dans sa lutte contre les microbes.

Prophylaxie. — L'impetigo étant une affection inoculable, par suite transmissible d'un sujet à l'autre, il en résultera que, dans les écoles et dans les familles, les sujets atteints d'impetigo doivent être isolés ou surveillés ; les enfants sains ne se serviront pas de leurs jouets, de leurs objets de toilette.

L'impetigo étant auto-inoculable, il faudra défendre au malade de frotter ou de gratter les surfaces atteintes. Si le malade est trop jeune pour comprendre l'importance de ces recommandations il faudra lui envelopper les parties malades de pansement hermétiquement clos.

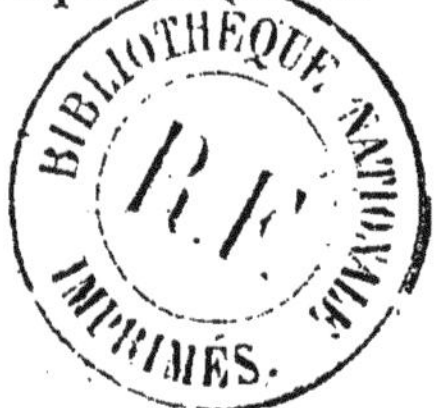

CONCLUSIONS

1° L'impetigo est une affection contagieuse, inoculable, résultant de l'inoculation superficielle des microbes pyogènes, des staphylocoques.

2° La contagion se fait toujours par contact direct.

3° Les staphylocoques peuvent en partant de la lésion impétigineuse pénétrer plus ou moins profondément et donner lieu à des abcès, des phlegmons, etc : ou bien encore ils peuvent envahir les lymphatiques et les vaisseaux et donner lieu à une infection généralisée.

4° L'impetigo peut être le point de départ de lésions du voisinage, telles que : gangrène de la peau, phlébites.

5° L'enfant porteur d'impetigo devra être pansé et isolé des autres enfants qu'il contaminerait fatalement dans un temps très court.

INDEX BIBLIOGRAPHIQUE

Chaumier. — *Pseudoscrofule. Gazette médicale*, 1885.

Feulard. — *Pyodermite impétigineuse. Société de Dermatologie*, avril 1895.

Hulot. — *Infection d'origine cutanée*. Thèse Paris, 1895.

Sevestre et Gaston. — *Stomatite diphtéroïde. Société médicale des hôpitaux*, 1891.

Lucien Becq. — *Stomatite diphtéroïde infantile. Archives de médecine expérimentale*, 1896.

Vallet. — *De la Stomatite infectieuse*. Thèse de Bordeaux, 1895-1896.

Dubreuilh. — *De l'impetigo et de l'eczéma impétigineux. Annales de Dermatologie et de Syphiligraphie*, 1890.

Bousquet. — *Contribution à l'étude de l'étiologie de l'impetigo.* Thèse Bordeaux, 1888-89.

Gallois. — *Des gangrènes disséminées de la peau. Bulletin médical*, septembre 1889.

Charmoy. — *Gangrène infectieuse disseminée de la peau*. Thèse Paris, 1890.

Brocq. — *Traitement des maladies de la peau.*

Ayalas-Rios. — *De l'ostéomyélite*. Thèse Paris, 1886.

Hutinel. — *Étude des infections staphylococciques. Archives générales de médecine*, 1896.

Comby. — *Société médicale des hôpitaux*, juillet 1891.

Grancher Comby Marfan. — *Traitement des maladies de l'enfant.*

Gaucher et Barbe. — *Traité de médecine* (Brouardel-Gilbert).

Robin. — *Traité de thérapeutique appliquée.*